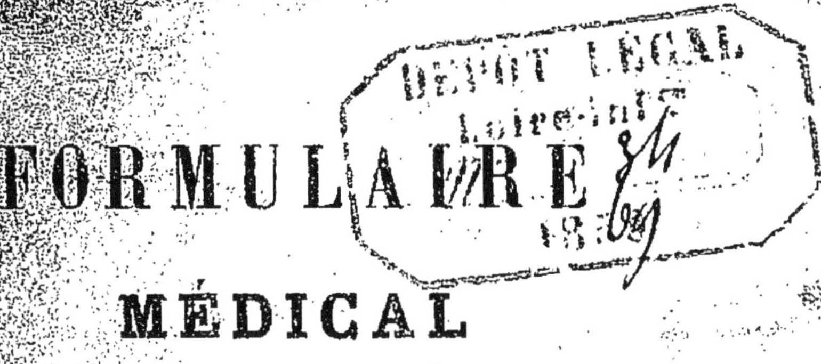

FORMULAIRE MÉDICAL DU BUREAU DE BIENFAISANCE DE NANTES

Rédigé, sur la demande de l'Administration,
par une Commission composée de :

MM. Boucher de la Ville-Jossy, Barjolle, Bertin, docteurs-médecins;
Brevet, Mercier, Andouard, pharmaciens.

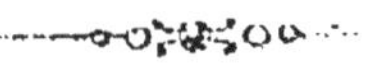

NANTES

…e de Mme Ve C. Mellinet, place du Pilori, 5.

1869.

Messieurs les Pharmaciens sont prévenus que le paiement de toute ordonnance non conforme au présent Formulaire sera rigoureusement refusé.

Les Administrateurs du Bureau de Bienfaisance :

A. DUFOUR, maire, président, AUG[te] CRUCY, Dr AUBINAIS, E. DAGAULT père, L. BOURGAULT-DUCOUDRAY, A. DAMOURETTE.

FORMULAIRE
MÉDICAL
DU BUREAU DE BIENFAISANCE
DE NANTES

Rédigé, sur la demande de l'Administration, par une Commission composée de :

MM. Boucher de la Ville-Jossy, Barjolle, Bertin, docteurs-médecins ;

Brevet, Mercier, Andouard, pharmaciens.

NANTES

Imprimerie de Mme Ve C. Mellinet, place du Pilori, 5.

1869.

Nantes, 14 janvier 1869.

A Messieurs les Administrateurs du Bureau de Bienfaisance.

MESSIEURS,

En adoptant, par votre arrêté du 2 novembre 1852, le Formulaire rédigé par les soins si éclairés de MM. les membres de la commission nommée par la Section de Médecine de la Société Académique, vous vous proposiez surtout de réaliser une notable économie dans le prix de chaque médicament, et, par conséquent, de soulager un plus graud nombre de malades indigents.

Cependant, depuis cette époque, les dépenses occasionnées par la fourniture des médicaments se sont accrues dans une proportion telle, que votre sollicitude, si vive pour les intérêts qui vous sont confiés, a cru devoir s'inquiéter des causes de cette augmentation successivement croissante.

Le nombre des indigents n'ayant pas augmenté dans le rapport des dépenses, on a cherché à expliquer cet accroissement successif des dépenses par plusieurs causes dont la plupart ont été discutées dans le rapport que MM. Boucher de la Ville-Jossy, Bertin ont eu l'honneur de vous adresser le 9 novembre 1868, au nom des médecins du Bureau de Bienfaisance.

Parmi toutes ces causes, vous avez reconnu qu'il en existait une très-efficiente, laquelle résidait soit dans la rédaction du Formulaire, soit dans le mode d'emploi par les médecins des médicaments inscrits dans ce même formulaire. Vous avez alors décidé qu'une commission, composée de MM. Boucher de la Ville-Jossy, président; Barjolle, Brevet, Mercier, Andouard et Bertin, serait chargée de rechercher les moyens de procurer une certaine économie, tout en respectant les droits des pharmaciens, la liberté du médecin et l'intérêt des malades.

Nous venons, Messieurs, répondre à votre appel et soumettre à votre approbation le résultat de nos délibérations; mais, avant de vous exposer les modifications que nous vous demandons, nous ne devons pas vous laisser ignorer que toujours l'intérêt du malade a primé toutes les autres considérations; aussi avons-nous pensé que c'était seconder vos intentions en ne négligeant rien au point de vue du rétablissement de la santé de ces pauvres malades, mais que nous devions cependant concilier ces intérêts si précieux avec une sage économie, en supprimant tous les médicaments d'une efficacité douteuse, ou tous ceux qui, d'un prix trop élevé, pouvaient être avantageusement remplacés par d'autres moins chers, mais jouissant de propriétés thérapeutiques identiques.

Le Formulaire devant toujours être

entre les mains du médecin, nous avons préféré, comme plus commode, l'ordre alphabétique, avec des sous-titres très-distincts et l'addition d'une liste alphabétique de tous les médicaments simples, composés ou formulés, pouvant être distribués par les pharmaciens.

Les pharmaciens devront toujours refuser de fournir les médicaments qui ne sont pas inscrits au formulaire, et, à cet égard, nous osons insister, Messieurs les Administrateurs, sur la nécessité de maintenir, avec la plus grande fermeté, cette mesure qui nous paraît être le point de départ de toute économie capable d'être réalisée.

Nous croyons devoir aussi vous proposer d'établir des maximum, c'est-à-dire de déterminer la quantité la plus grande de médicaments que le médecin pourra prescrire sur une même ordonnance, espérant, par l'emploi de cette mesure, éviter ces pertes assez nombreuses de médicaments, qui, donnés quelquefois en trop grande quantité, ont pu être vendus ou perdus par les malades.

Nous attachons à cette innovation une si grande importance, que nous avons cru nécessaire d'inscrire, à chaque sous-titre, à chaque formule, la quantité maximum correspondante et même la répéter dans la liste alphabétique, afin que médecins et pharmaciens puissent concourir à sa complète exécution.

Ces considérations générales terminées, il nous est facile de vous exposer sommairement les diverses modifications introduites par nous dans les formules, et les motifs qui nous les ont fait admettre :

Bains. — Le médecin aura la faculté de prescrire des demi-bains. Le maximum sera de deux bains ou de deux demi-bains ; mais toujours le médicament sera fourni en nature. Comme plus économique, nous avons substitué le carbonate de soude à celui de potasse, et le sulfure solide de potasse au sulfure liquide de potasse et de chaux.

Cérats. — Le maximum sera égal à la dose de la formule et, pour diminuer les frais de manipulation, le laudanum de Rousseau remplacera l'extrait thébaïque dans le cérat opiacé. Nous avons aussi supprimé l'huile d'olive dans la pommade mercurielle et substitué la formule du Codex à celle de la pommade camphrée rédigée par le Formulaire.

Collutoires et Collyres. — Après avoir fixé le maximum des collutoires et des collyres, nous avons ajouté le collyre au sulfate d'atropine qui est aujourd'hui très-employé dans le traitement des maladies des yeux.

Décoctions. — Les décoctions seront préparées par les malades auxquels les médicaments en nature seront livrés.

Gargarismes. — Après avoir substitué, comme plus économique, le sirop de mûres au miel rosat, la commission a ajouté le gargarisme au chlorate de potasse.

Lavements. — Il sera donné des demi-lavements. Les lavements simples seront préparés chez les malades. On a conservé ceux qui exigent une manipulation pharmaceutique, tels que les lavements d'assa-fœtida, de camphre, etc.

Lotions. — Elles ont toutes été supprimées, excepté celle qui sera préparée avec l'acide phénique au 1000, et l'eau blanche.

Opiats. — Pour diminuer encore les frais de manipulation, nous avons remplacé les bols anti-blennorrhagiques et fébrifuges par des opiats.

Pilules. — Nous avons d'abord fixé le maximum des pilules à distribuer, indiqué le maximum pour chaque espèce, et ramené à l'unité de poids les doses de principes actifs contenus dans une pilule. Après avoir ajouté des pilules expectorantes à l'ipéca, nous avons supprimé celles de cyanure de mercure jamais employées, celles de charbon, car ce médicament pourra être donné en nature, enfin, celles de camomille que l'infusion peut remplacer avantageusement.

Un motif d'économie, fondé sur la diminution des frais de manipulation, nous a fait préférer aux pilules de fer tonique celles de Blaud, préparation très-bonne et qui se rencontre dans toutes les pharmacies. A cette raison d'économie s'ajoutait le désir que nous avions de mettre entre les mains des médecins une nouvelle préparation ferrugineuse, le Formulaire renfermant encore des pilules de limaille de fer. Enfin, les pilules de tartrate ferrico-potassique ont été remplacées par une préparation meilleure, la solution de tartrate ferrico-potassique inscrit parmi les médicaments simples.

Toutes les pilules inscrites au Formulaire étant formulées, les médecins ne pourront jamais varier sur leur ordonnance, ni la préparation, ni la dose des principes médicamenteux employés sous cette forme, car il leur sera facile d'augmenter ou de diminuer le nombre de pilules à prendre, et d'employer, sous forme de potion, tout médicament simple qui ne se trouverait pas formulé en pilules.

Nous ne saurions trop insister, Messieurs les Administrateurs, sur l'exécution complète de toutes ces modifications, qui, en diminuant de beaucoup les frais de manipulation, auront l'heureux avantage de procurer, dans tout le service, une notable économie.

Pommades. — Après avoir fixé les maximum, nous avons ajouté les pommades au bromure de potassium et au sel d'iodure de chlorure mercureux.

Potions. — Le reproche adressé par beaucoup de médecins à l'ancien Formulaire était fondé sur la difficulté qu'ils éprouvaient de varier suivant l'âge, la susceptibilité du malade, les quantités de médicaments actifs entrant dans la composition des potions qui se trouvaient formulées avec des titres spéciaux.

Pour remédier à cet inconvénient sérieux, en même temps pour donner au médecin plus de liberté dans le choix de ses médicaments, nous avons effacé presque toutes les potions, pour n'en adopter que deux : la potion gommeuse et la potion simple.

Ces deux potions ou demi-potions devront servir de véhicule au principe médicamenteux que le médecin jugera nécessaire de prescrire; toute liberté, quant à la dose, lui est laissée; mais il ne pourra employer que les médicaments portés sur la liste alphabétique des médicaments fournis par le Bureau de Bienfaisance.

Toujours ces médicaments devront être à l'état simple et jamais être prescrits sous la forme de sirops médicamenteux, qui ne sont, en somme, qu'une dissolution d'un principe actif dans le sirop simple. Aussi avons-nous rayé de la liste tous les sirops médicamenteux, ne faisant exception que pour le sirop d'iodure de fer, anti-scorbutique et diacode spécialement réservé pour l'enfance.

En résumé, le médecin pourra introduire, dans la potion simple ou gommeuse, toutes les substances médicamenteuses portées sur la liste alphabétique ; mais il devra les employer en nature, aussi simples que possible, et en déterminer lui-même la quantité. Notons cependant que nous avons cru nécessaire d'introduire la potion anti-émétique de Rivière en deux flacons, formule du Codex, etc.

Poudres. — Nous plaçant toujours au point de vue économique, nous demandons la suppression des poudres en paquets, le malade pouvant toujours, sur l'indication du médecin, en prendre la quantité nécessaire; le prix si élevé du sous-nitrate de bismuth nous a fait hésiter longtemps sur son maintien dans la liste des médicaments; mais, en le conservant, nous avons essayé de lui substituer une poudre anti-gastralgique calcaire que nous serions heureux de voir employée par les médecins qui auraient aussi à leur disposition le sous-nitrate de bismuth, mais dont l'emploi indiqué par une annotation spéciale ne pourrait avoir lieu que dans des cas spéciaux.

Sirops. — Les sirops médicamenteux sont, comme nous l'avons dit, supprimés en principe ; cependant, nous avons conservé, avec un maximum, tous ceux qui sont inscrits à la liste alphabétique, tels que le sirop d'ipéca dont la composition a été modifiée pour en augmenter l'activité et en diminuer le prix, le sirop d'iodure de fer et le sirop de sulfate de strychnine.

Tablettes. — Toutes supprimées.

Solutions. — Aux solutions nous avons substitué celle de Boudin au 1000, celle de Van Swiéten (Codex).

Tisanes. — Le maximum de la quantité de substances servant à faire des tisanes est fixé à quatre litres. Cinq tisanes ont été sucrées par du réglisse, les autres devront être sucrées par du sirop de sucre, lequel ne devra jamais être délivré qu'additionné d'une quantité suffisante d'eau pour éviter un autre emploi.

Le médecin devra prescrire les substances servant à faire des tisanes, par le nom de ces tisanes inscrites au Formulaire et par le nombre de litres qu'il désirera procurer aux malades.

Quant à la décoction blanche, elle devra être préparée, par émulsion, avec le phosphate de chaux.

VINS. — Le vin de quassia amara a été ajouté et le vin de quinquina rétabli, mais avec une annotation spéciale et un maximum de 250 grammes.

VÉSICATOIRES. — Nous n'avons adopté aucune formule d'emplâtre, le pharmacien devant rester libre de donner l'emplâtre qu'il lui plaira, la surface étant déterminée par le médecin en centimètres.

GLACE. — La glace a été ajoutée à la liste des médicaments.

TABLE DU FORMULAIRE. — La table placée à la fin du Formulaire contiendra tous les médicaments dont pourront disposer les médecins; elle devra indiquer, d'une façon très-précise, ceux qui, étant formulés, ne pourront être formulés que sous la forme indiquée par le Formulaire, le médecin restant toujours libre d'employer en potion toute substance simple qu'il lui plaira ; il pourra varier beaucoup, mais il ne devra pas oublier que toutes les formules ont un maximum inscrit à côté de chaque formule ou de chaque médicament, duquel il ne pourra jamais s'écarter.

Telles sont les modifications que nous vous demandons ; elles nous paraissent remplir le double but que nous nous étions proposé, réaliser des économies et étendre les moyens d'action des médecins. En maintenant énergiquement leur exécution, nous pensons, Messieurs les Administrateurs, que le budget des dépenses pharmaceutiques subira bientôt une assez grande réduction, et qu'il vous sera alors possible de développer, sur une plus grande étendue, les secours de la bienfaisance publique dont l'administration vous est confiée.

Veuillez agréer, Messieurs les Administrateurs, l'assurance de notre complet dévouement.

J.-B. Boucher de la Ville-Jossy, d.-m. P., *président.*

G. Bertin, *rapporteur.*

T. Barjolle.

A. Andouard, *secrétaire-général de la Société des pharmaciens de la Loire-Inférieure.*

C. Brevet, *président de la Société des pharmaciens de la Loire-Inférieure.*

E. Mercier, *vice-président de la Société des pharmaciens de la Loire-Inférieure.*

EXTRAIT

DU

REGISTRE DES DÉLIBÉRATIONS

DU

Bureau de Bienfaisance de Nantes

(LOIRE-INFÉRIEURE.)

Séance du 14 *janvier* 1869.

La Commission administrative :

Considérant que, dans sa séance du 9 novembre 1868, elle a nommé une Commission de médecins et de pharmaciens pour réviser son Formulaire médical et le tarif qui lui est annexé, afin d'arrêter dans les dépenses de pharmacie une augmentation toujours croissante et non suffisamment justifiée, et d'enlever aux médecins les motifs qu'ils invoquent de ne pas se conformer aux prescriptions du Formulaire, motifs tirés principalement de l'absence de médication spéciale aux enfants, de ce qu'il ne répond plus aux besoins présents, et de ce qu'il ne fait pas jouir les pauvres des découvertes que la science médicale a faites depuis sa rédaction ;

Considérant que le Formulaire et le tarif présentés par sa Commission répondent aux besoins actuels, tout en assurant une notable économie dans les dépenses pharmaceutiques ;

Arrête :

Le Formulaire et le tarif présentés par MM. Boucher de la Ville-Jossy, Barjolle et Bertin, médecins, et MM. Brevet, Andouard et Mercier, pharmaciens, sont adoptés et deviendront obligatoires à dater du 1er mars prochain. A partir de cette époque, ne seront payées que les ordonnances conformes au Formulaire.

En conséquence, MM. les Pharmaciens devront refuser de remplir pour le compte du Bureau de Bienfaisance toute prescription qui s'en écarterait.

Fait et délibéré en Administration, à Nantes, les jour, mois et an que devant.

Les Administrateurs :

Signé : A. DUFOUR, *maire, président;* AUGUSTE CRUCY, Dr AUBINAIS, E. DAGAULT père, L. BOURGAULT-DUCOUDRAY.

CIRCULAIRE

ADRESSÉE PAR

LA COMMISSION ADMINISTRATIVE

DU

BUREAU DE BIENFAISANCE

A MM. LES MÉDECINS.

MONSIEUR LE DOCTEUR,

Les modifications apportées au Formulaire ayant pour but de diminuer les dépenses pharmaceutiques et d'accorder au médecin une plus grande liberté dans le choix et la dose des médicments qu'il juge nécessaire de prescrire, nous venons vous prier de prendre en très-sérieuse considération les observations suivantes :

Le Formulaire modifié renferme deux classes de médicaments : les médicaments formulés, les médicaments simples.

Médicaments formulés.

Ces médicaments se trouvent indiqués dans le Formulaire par des sous-titres distincts, rangés par ordre alphabétique et par la liste alphabétique placée à la fin du Formulaire.

Ces médicaments formulés devront toujours être prescrits par leur titre. La quantité maximum, c'est-à-dire la quantité la plus grande que le médecin pourra prescrire sur une même ordonnance, se trouve indiquée à chaque formule.

Toute ordonnance qui porterait une quantité dépassant celle du maximum, devra toujours être refusée par le pharmacien. Quand la quantité ne sera pas indiquée, le pharmacien délivrera la quantité maximum.

Le médecin ne pourra jamais modifier

la dose, la nature des principes médicamenteux contenus dans une formule quelconque ; dans le cas où il ne trouverait pas de formule correspondante à son désir, il devra employer le médicament qu'il jugera nécessaire, sous forme de potion.

La potion gommeuse ou la potion simple devront servir de véhicule à tout principe médicamenteux qui ne rentrerait pas dans une formule ou dont la dose devra être modifiée ; mais, dans ce cas, le médecin s'assurera si ce médicament est porté sur la liste alphabétique, et il l'emploiera à l'état aussi simple que possible, jamais sous forme de sirops, car tous les sirops médicamenteux ont été supprimés, excepté ceux dont le nom est conservé sur la liste.

Le pharmacien devra toujours refuser de préparer une potion contenant des principes médicamenteux non inscrits sur la liste des médicaments fournis par le Bureau de Bienfaisance.

Le vin de quinquina rétabli, le sous-nitrate de Bismuth conservé, sont inscrits avec une annotation spéciale sur laquelle nous appelons, Monsieur le Docteur, toute votre attention, ainsi que sur la quantité maximum, qui est le point de départ de toute économie capable d'être réalisée.

En effet, il nous paraît démontré que l'augmentation successivement croissante des dépenses pharmaceutiques doit être attribuée à la trop grande quantité de médicaments fournis en une seule fois aux malades, la plupart se trouvant alors perdus ou vendus.

Médicaments simples.

La liste des médicaments simples pouvant être donnés aux malades dans la potion gommeuse ou dans la potion simple a été beaucoup augmentée ; c'est là, Monsieur le Docteur, une réforme dont vous pourrez apprécier toute l'utilité, puisqu'il vous sera possible d'augmenter les ressources thérapeutiques, de les multiplier en diminuant ou en augmentant les doses des principes actifs ; mais nous croyons utile de répéter ce que nous vous disions pour les médicaments formulés, c'est-à-dire qu'il vous faudra toujours, avant de prescrire un médicament, vous assurer de sa présence sur la liste, vous fixer sur son maximum et voir si son emploi n'est pas indiqué dans une préparation toute formulée, formule qu'il vous suffirait alors de prescrire par le titre.

Nous vous prions, Monsieur le Docteur, de vouloir bien ordonner les tisanes en désignant la quantité des substances entrant dans leur composition par le nombre de litres que vous désirez donner, et d'indiquer aux malades le volume à prendre d'une poudre quelconque formulée par vous, car, pour éviter des frais de manipulation, les pharmaciens livreront les médicaments en poudre sous la forme d'un seul paquet, laissant au malade le soin de prélever lui-même la quantité indiquée par le médecin.

En résumé, Monsieur le Docteur :

1° Liberté plus grande pour vous en employant la forme de potion ;

2° Impossibilité de modifier toute préparation formulée, sans cela le Formulaire devient inutile ;

3° Introduction d'une quantité maximum qui ne pourra jamais être dépassée ;

4° Addition d'un grand nombre de médicaments nouveaux.

Telles sont les modifications apportées dans le nouveau Formulaire. En nous assurant votre concours, si précieux pour l'exécution et le maintien de mesures utiles et nécessaires, nous pourrons réaliser une économie notable qui, sans rien sacrifier des intérêts du malade, nous permettra d'étendre encore les secours de la bienfaisance publique, dont vous êtes, Monsieur, un si puissant auxiliaire.

FORMULAIRE MÉDICAL

DU

BUREAU DE BIENFAISANCE

DE NANTES.

Bains.

(Il ne pourra être prescrit plus de deux bains ou deux demi-bains à la fois.)

(Il pourra être formulé des demi-bains contenant la moitié des doses de médicaments inscrites ci-dessous.)

BAIN ALCALIN.

Pr. Sous-carbonate de soude.. 250 gram.

BAIN D'AMIDON.

Pr. Amidon entier........... 500 gram.

BAIN MERCURIEL.

Pr.	Bi-chlorure de mercure...	15	gram.
	Chlorure de sodium.....	15	—
	Eau.	250	—

Dissolvez.

BAIN SALÉ.

Pr. Sel marin............. 2.000 gram.

BAIN SAVONNEUX.

Pr. Savon noir.............. 300 gram.

BAIN SULFUREUX.

Pr. Sulfure sec de potasse... 100 gram.

Cérats.

(Il ne pourra être prescrit à la fois qu'une des doses ci-dessous.)

CÉRAT LAUDANISÉ.

Pr.	Cérat de Galien..........	15	gram.
	Laudanum de Rousseau...	2	—

Mêlez.

CÉRAT DE SATURNE.

Pr. Cérat de Galien.......... 15 gram.
Sous-acétate de plomb liquide................ 2 —
Mêlez.

Collutoires.

(Il ne pourra être prescrit plus d'un collutoire à la fois.

COLLUTOIRE ASTRINGENT.

Pr. Alun pulvérisé........... 4 gram.
Miel blanc............... 15 —
Mêlez.

COLLUTOIRE DÉTERSIF.

Pr. Acide chlorhydrique...... 2 gram.
Miel blanc............... 15 —
Mêlez.

Collyres.

(Il ne pourra être prescrit plus d'un collyre à la fois.)

COLLYRE A L'ACÉTATE DE PLOMB.

Pr. Acétate de plomb cris-
talllisé............ 50 centig.
Eau distillée......... 100 » gram.
Dissolvez.

COLLYRE ASTRINGENT.

Pr. Sulfate de zinc....... 20 centig.
Eau distillée......... 100 » gram.
Dissolvez.

COLLYRE AU NITRATE D'ARGENT.

Pr. Nitrate d'argent cristal-
lisé................ 5 centig.
Eau distillée.......... 30 » gram.
Dissolvez.

COLLYRE A LA PIERRE DIVINE.

Pr. Pierre divine......... 50 centig.
Eau distillée......... 100 » gram.
Dissolvez.

COLLYRE SEC.

Pr. Calomel à la vapeur....... 2 gram.
Sucre pulvérisé........... 2 —
Mêlez.

COLLYRE A L'ATROPINE.

Pr. Sulfate d'atropine.......	2	centig.
Eau distillée............	5 »	gram.

Dissolvez.

Gargarismes.

(Il ne pourra être prescrit plus de deux gargarismes à la fois.)

GARGARISME ANTI-SCORBUTIQUE.

Pr. Alun..................	4	gram.
Alcoolat de cochléaria...	15	—
Sirop de mûres.........	15	—
Eau....................	250	—

Dissolvez.

GARGARISME ASTRINGENT.

Pr. Alun..................	4	gram.
Sirop de mûres.........	30	—
Eau....................	250	—

Dissolvez.

GARGARISME AU CHLORATE DE POTASSE.

Pr.	Chlorate de potasse	8	gram.
	Eau	250	—

Dissolvez.

GARGARISME DÉTERSIF.

Pr.	Borate de soude	10	gram.
	Sirop de mûres.........	30	—
	Eau	250	—

Dissolvez.

Lavements.

(Il pourra être formulé des demi-lavements contenant la moitié des doses de médicaments inscrites ci-dessous.)

(Il ne pourra être prescrit plus d'un lavement ou plus d'un demi-lavement à la fois.)

LAVEMENT D'ASSA-FŒTIDA.

Pr.	Assa-fœtida.............	2	gram.
	Jaune d'œuf............	n° 1	
	Eau	125	—

Emulsionnez.

LAVEMENT ASTRINGENT.

Pr. Tan concassé .... 30 gram.
Eau.................... 500 —

Faites bouillir et passez.

LAVEMENT DE BELLADONE.

Pr. Extrait de belladone... 25 millig.
Eau .... 60 » gram.

Dissolvez.

LAVEMENT CAMPHRÉ.

Pr. Camphre .... 1 gram.
Jaune d'œuf .... n° 1
Eau.................... 125 —

Emulsionnez.

LAVEMENT FÉBRIFUGE.

Pr. Sulfate quinine........ 30 centig.
Gomme arabique pulvérisée............... 6 » gram.
Eau............... 60 » —

Mêlez.

LAVEMENT PURGATIF.

Pr. Séné.................... 15 gram.
Sulfate de soude........ 15 —
Eau bouillante.......... 500 —

Faites une infusion et passez.

LAVEMENT DE VALÉRIANE.

Pr. Valériane concassée...... 10 gram.
Eau bouillante.......... 150 —

Faites une infusion et passez.

Liniments.

(Il ne pourra être prescrit plus de deux liniments à la fois.)

LINIMENT CALMANT.

Pr. Laudanum de Rousseau... 1 gram.
Baume tranquille.......... 30 —

Mêlez.

LINIMENT OLÉO-CALCAIRE.

Pr. Eau de chaux........... 50 gram.
Huile d'olives............. 50 —

Mêlez.

LINIMENT TÉRÉBENTHINÉ.

Pr. Huile camphrée.......... 30 gram.
Essence de térébenthine.. 30 —
Mêlez.

LINIMENT VOLATIL CAMPHRÉ.

Pr. Ammoniaque liquide...... 4 gram.
Huile camphrée.......... 30 —
Mêlez.

Lotions.

(Il ne pourra être prescrit à la fois plus d'une des doses ci-dessous.)

EAU BLANCHE.

Pr. Sous-acétate de plomb liquide................. 10 gram.
Eau................. 500 —
Mêlez.

EAU PHÉNIQUÉE.

Pr. Acide phénique cristallisé. 5 gram.
Eau................. 500 —
Mêlez.

Opiats.

(Il ne pourra être prescrit à la fois plus d'une des doses ci-dessous.)

OPIAT ANTI-BLENNORRHAGIQUE.

Pr.	Baume de copahu........	20	gram.
	Poivre cubèbe pulvérisé...	40	—

Mêlez.

OPIAT FÉBRIFUGE.

Pr.	Quinquina jaune pulvérisé..	30	gram.
	Carbonate de potasse......	4	—
	Chlorhydrate d'ammoniaque	2	—
	Miel.....................	q. s.	

Mêlez.

Pilules.

(Il ne pourra être prescrit à la fois un nombre de pilules supérieur à celui que comporte chaque formule.)

PILULES D'ACÉTATE DE PLOMB.

Pr. Acétate de plomb cristallisé. 2 gram.

Pour 20 pilules.

Chaque pilule contient 0g,10 d'acétate de plomb.

PILULES D'ALOÈS.

Pr. Aloès.................... 2 gram.
Savon amygdalin.......... 1 —

Pour 20 pilules.

Chaque pilule contient 0g,10 d'aloès et 0g,05 de savon.

PILULES ANTI-DYSSENTÉRIQUES.

Pr. Ipécacuanha........... 1 » gram.
Calomel à la vapeur.... 50 centig.
Extrait thébaïque....... 25 —

Pour 20 pilules.

Chaque pilule contient 0g,05 d'ipécacuanha, 0g,025 de calomel et 0g,012 d'extrait thébaïque.

PILULES ANTI-SCROFULEUSES.

Pr. Extrait de feuilles de noyer. 10 gram.
Extrait de houblon........ 10 —

Pour 60 pilules.

Chaque pilule contient 0g,16 de chaque extrait.

PILULES ANTI-SPASMODIQUES.

Pr. Assa-fœtida................ 2 gram.
Extrait de valériane........ 2 —

Pour 20 pilules.

Chaque pilule contient 0g,10 d'assa-fœtida et 0g,10 d'extrait de valériane.

PILULES ANTI-SYPHILITIQUES.

Pr. Bi-chlorure de mercure.. 10 centig.
Extrait thébaïque...... 20 —
— de douce-amère. 2 » gram.

Pour 20 pilules.

Chaque pilule contient 0g,005 de bi-chlorure de mercure, 0g,01 d'extrait thébaïque et 0g,10 d'extrait de douce-amère.

PILULES D'ARSÉNIATE DE FER.

Pr. Arséniate de fer.......... 10 centig.

Pour 20 pilules.

Chaque pilule contient 0g,005 d'arséniate de fer.

PILULES ASTRINGENTES.

Pr.		
Pr. Extrait de ratanhia........	2	gram.
Cachou pulvérisé..........	2	—

Pour 20 pilules.

Chaque pilule contient 0g,10 d'extrait de ratanhia et 0g,10 de cachou.

PILULES ASTRINGENTES OPIACÉES.

Pr.		
Pr. Alun pulvérisé..........	2 »	gram.
Cachou —	2 »	—
Extrait d'opium........	20	centig.

Pour 20 pilules.

Chaque pilule contient 0g,10 d'alun, 0g,10 de cachou et 0g,01 d'extrait d'opium.

PILULES BALSAMIQUES ASTRINGENTES.

Pr.		
Pr. Térébenthine de Venise....	3	gram.
Sous-carbonate de fer......	2	—
Magnésie calcinée..........	q. s.	

Pour 20 pilules.

Chaque pilule contient 0g,15 de térébenthine et 0g,10 de sous-carbonate de fer.

PILULES DE BELLADONE.

Pr. Extrait de belladone...... 10 centig.
Racine de belladone pulvérisée.............. 20 —

Pour 20 pilules.

Chaque pilule contient 0g,005 d'extrait et 0g,01 de racine de belladone.

PILULES DE CALOMEL COMPOSÉES.

Pr. Calomel à la vapeur....... 1 gram.
Jalap pulvérisé............ 2 —
Aloès.................. 1 —
Essence d'anis............ 2 gouttes

Pour 20 pilules.

Chaque pilule contient 0g,05 de calomel, 0g,10 de jalap et 0g,05 d'aloès.

PILULES DE CAMPHRE OPIACÉES.

Pr. Camphre.............. 2 » gram.
Nitrate de potasse...... 2 » —
Extrait thébaïque....... 20 centig.

Pour 20 pilules.

Chaque pilule contient 0g,10 de camphre, 0g,10 de nitrate de potasse et 0g,01 d'extrait thébaïque.

PILULES CONTRO-STIMULANTES.

Pr. Tartre stibié.............. 50 centig.

Pour 20 pilules.

Chaque pilule contient 0g,025 de tartre stibié.

PILULES CONTRO-STIMULANTES OPIACÉES.

Pr. Tartre stibié.............. 50 centig.
Extrait thébaïque......... 10 —

Pour 20 pilules.

Chaque pilule contient 0g,025 de tartre stibié et 0g,005 d'extrait thébaïque.

PILULES DE DEUTO-IODURE DE MERCURE.

Pr. Deuto-iodure de mercure. 5 centig.
Extrait thébaïque....... 20 —
— de douce-amère. 2 » gram.

Pour 20 pilules.

Chaque pilule contient 0g,0025 de deuto-iodure, 0g,01 d'extrait thébaïque et 0g,10 d'extrait de douce-amère.

PILULES DIURÉTIQUES.

Pr. Scille pulvérisée........... 1 gram.
Digitale pulvérisée......... 1 —

Pour 20 pilules.

Chaque pilule contient 0g,05 de scille et 0g,05 de digitale.

PILULES EMMÉNAGOGUES.

Pr. Huile essentielle de rue.... 5 gouttes.
— — de sabine. 5 —

Pour 20 pilules.

Chaque pilule contient environ 0g,01 de chaque huile.

PILULES EMMÉNAGOGUES PURGATIVES.

Pr. Sabine pulvérisée......... 2 gram.
Aloès..................... 1 —
Absinthe pulvérisée........ 2 —

Pour 20 pilules.

Chaque pilule contient 0g,05 d'aloès, 0g,10 d'absinthe et 0g,10 de sabine.

PILULES EXPECTORANTES.

Pr. Ipécacuanha pulvérisé...... 1 gram.

Pour 20 pilules.

Chaque pilule contient 0g,05 d'ipécacuanha.

PILULES EXPECTORANTES ET CALMANTES.

Pr. Kermès minéral.......... 20 centig.
Extrait de jusquiame...... 20 —

Pour 20 pilules.

Chaque pilule contient 0g,01 de kermès et 0g,01 d'extrait de jusquiame.

PILULES FÉBRIFUGES.

Pr.	Sulfate de quinine..........	2	gram.

Pour 20 pilules.

Chaque pilule contient 0g,10 de sulfate de quinine.

PILULES FÉBRIFUGES OPIACÉES.

Pr.	Sulfate de quinine	2	gram.
	Laudanum de Rousseau...	10	gouttes.

Pour 20 pilules.

Chaque pilule contient 0g,10 de sulfate de quinine et environ 0g,025 de laudanum.

PILULES DE FER ET D'ALOÈS.

Pr.	Extrait de gentiane........	4	gram.
	Limaille de fer............	6	—
	Aloès......................	2	—
	Cannelle pulvérisée........	4	—

Pour 60 pilules.

Chaque pilule contient 0g,10 de limaille de fer, 0g,06 d'extrait de gentiane, 0g,06 de cannelle et 0g,03 d'aloès.

PILULES FONDANTES.

Pr. Extrait de ciguë.......... 1 gram.
Savon amygdalin........... 2 —

Pour 20 pilules.

Chaque pilule contient 0g,05 d'extrait de ciguë et 0g,10 de savon.

PILULES D'HUILE DE CROTON.

Pr. Huile de croton......... 2 gouttes.
Mie de pain............. q. s.

Pour 10 pilules.

Chaque pilule contient environ 0g,01 d'huile de croton.

PILULES DE KERMÈS.

Pr. Kermès minéral........... 1 gram.

Pour 20 pilules.

Chaque pilule contient 0g,05 de kermès.

PILULES DE LIMAILLE DE FER.

Pr. Limaille de fer............ 6 gram.
Cannelle pulvérisée........ 4 —
Extrait de gentiane........ 4 —

Pour 60 pilules.

Chaque pilule contient 0g,10 de limaille de fer.

PILULES DE LIMAILLE DE FER OPIACÉES.

Pr. Limaille de fer.......... 6 » gram.
Extrait de gentiane.... 4 » —
— d'opium........ 30 centig.

Pour 60 pilules.

Chaque pilule contient 0g,10 de limaille de fer et 0g,005 d'extrait d'opium.

PILULES DE NOIX VOMIQUE.

Pr. Noix vomique pulvérisée.... 1 gram.
Extrait de valériane....... 1 —

Pour 20 pilules.

Chaque pilule contient 0g,05 de noix vomique.

PILULES D'OPIUM.

Pr. Extrait d'opium .... 20 centig.

Pour 20 pilules.

Chaque pilule contient 0g,01 d'extrait d'opium.

PILULES D'OPIUM ET DE MORPHINE.

Pr. Chlorhydrate de morphine................ 5 centig.
Extrait d'opium......... 10 —

Pour 20 pilules.

Chaque pilule contient 0g,0025 de chlorhydrate de morphine et 0g,005 d'extrait d'opium.

PILULES D'OXYDE BLANC D'ANTIMOINE.

Pr. Oxyde blanc d'antimoine... 2 gram.

Pour 20 pilules.

Chaque pilule contient 0g,10 d'oxyde.

PILULES DE PROTO-IODURE DE MERCURE.

Pr. Proto-iodure de mercure. 40 centig.
Extrait d'opium........ 20 —
— de douce-amère. 2 » gram.

Pour 20 pilules.

Chaque pilule contient 0g,02 de proto-iodure de mercure.

PILULES TONIQUES ET CALMANTES.

Pr. Colombo pulvérisé...... 2 » gram.
Extrait d'opium........ 20 centig.

Pour 20 pilules.

Chaque pilule contient 0g,10 de colombo et 0g,01 d'extrait d'opium.

PILULES DE STRYCHNINE.

Pr. Strychnine............. 4 centig.
Conserve de roses...... 2 » gram.

Pour 20 pilules.

Chaque pilule contient 0g,002 de strychnine.

Pommades.

(Il ne pourra être prescrit à la fois plus d'une des doses ci-dessous.)

POMMADE D'ACÉTATE DE PLOMB.

Pr. Acétate de plomb cristallisé.............. 25 centig.
Axonge.............. 10 » gram.

Mêlez.

POMMADE ALCALINE.

Pr. Carbonate de potasse..... 5 gram.
Axonge................. 15 —

Mêlez.

POMMADE DE BELLADONE N° 1.

Pr. Extrait de belladone...... 2 gram.
Axonge................. 15 —

Mêlez.

POMMADE DE BELLADONE N° 2.

Pr. Extrait de belladone...... 5 gram.
Axonge................. 15 —

Mêlez.

POMMADE DE BELLADONE ET JUSQUIAME.

Pr. Extrait de belladone...... 5 gram.
— de jusquiame...... 1 —
Axonge................ 15 —

Mêlez.

POMMADE DE BROMURE DE POTASSIUM.

Pr. Brômure de potassium..... 2 gram.
Axonge................ 15 —

Mêlez.

POMMADE CONTRE LE PITYRIASIS.

Pr. Précipité rouge........... 5 gram.
Axonge................ 15 —

Mêlez.

POMMADE DE DATURA STRAMONIUM.

Pr. Extrait de datura stramonium............... 5 gram.
Axonge................ 15 —

Mêlez.

POMMADE DE DEUTO-IODURE DE MERCURE.

Pr. Deuto-iodure de mercure............... 30 centig.
Axonge.............. 15 » gram.

Mêlez.

POMMADE FONDANTE.

Pr. Extrait de ciguë.......... 2 gram.
Carbonate de potasse..... 2 —
Axonge................. 15 —.

Mêlez.

POMMADE DES FRÈRES MAHON.

Pr. Chaux éteinte............ 4 gram.
Carbonate de soude....... 6 —
Axonge. .... 30 —

Mêlez.

POMMADE DE GOUDRON.

Pr. Goudron................. 5 gram.
Axonge. .... 15 —

Mêlez.

POMMADE D'HELMÉRIC.

Pr. Carbonate de potasse..... 10 gram.
Soufre sublimé........... 20 —
Axonge................. 80 —
Mêlez.

POMMADE D'HUILE DE CADE.

Pr. Huile de cade............ 5 gram.
Axonge.................. 15 —
Mêlez.

POMMADE D'IODURE DE CHLORURE MERCUREUX (SEL DE BOUTIGNY.)

Pr. Iodure de chlorure mercureux............. 15 centig.
Axonge............... 15 » gram.
Mêlez.

POMMADE D'IODE ET D'IODURE DE POTASSIUM.

Pr. Iode.................. 25 centig.
Iodure de potassium... 1 » gram.
Axonge............. 15 » —
Mêlez.

POMMADE D'IODURE DE POTASSIUM.

Pr. Iodure de potassium...... 2 gram.
Axonge................. 15 —
Mêlez.

POMMADE D'IODURE DE PLOMB.

Pr. Iodure de plomb......... 1 gram.
Axonge................. 15 —
Mêlez.

POMMADE D'IODURE DE SOUFRE.

Pr. Iodure de soufre......... 1 gram.
Axonge................. 15 —
Mêlez.

POMMADE MERCURIELLE BELLADONÉE.

Pr. Extrait de belladone...... 5 gram.
Onguent mercuriel........ 15 —
Mêlez.

POMMADE DE NITRATE D'ARGENT.

Pr. Nitrate d'argent cristallisé 5 centig.
Axonge............... 5 » gram.
Mêlez.

POMMADE DE PRÉCIPITÉ BLANC.

Pr. Précipité blanc............ 2 gram.
Axonge................ 15 —
Mêlez.

POMMADE DE PRÉCIPITÉ ROUGE.

Pr. Précipité rouge......... 10 centig.
Axonge............... 5 » —
Mêlez.

POMMADE DE PROTO-IODURE DE MERCURE.

Pr. Proto-iodure de mercure............... 50 centig.
Axonge.............. 15 » gram.
Mêlez.

POMMADE RÉSOLUTIVE.

Pr. Chlorhydrate d'ammoniaque. 2 gram.
Onguent mercuriel........ 15 —
Mêlez.

POMMADE SOUFRÉE.

Pr. Soufre sublimé........... 5 gram.
Axonge................ 15 —
Mêlez.

POMMADE STIBIÉE.

Pr.	Tartre stibié.............	5	gram.
	Axonge.................	15	—

Mêlez.

POMMADE DE SUIE.

Pr.	Suie préparée...........	15	gram.
	Axonge.................	15	—

Mêlez.

POMMADE DE SULFATE DE ZINC.

Pr.	Sulfate de zinc........	25	centig.
	Axonge...............	10 »	gram.

Mêlez.

POMMADE DE SULFURE DE CHAUX.

Pr.	Sulfure de chaux.........	30	gram.
	Huile....................	q. s.	

Mêlez.

POMMADE DE TURBITH NITREUX.

Pr.	Turbith nitreux........	1 »	gram.
	Extrait d'opium......	50	centig.
	Axonge..............	20 »	gram.

Mêlez.

Potions.

(Il pourra être formulé une demi-potion simple et une demi-potion gommeuse.)

(Il ne pourra être prescrit plus de deux potions ou deux demi-potions à la fois.)

POTION ANTI-ÉMÉTIQUE N° 1.

Pr.	Bi-carbonate de soude....	2	gram.
	Sirop simple..............	10	—
	Eau.......................	50	—

POTION ANTI-ÉMÉTIQUE N° 2.

Pr.	Acide tartrique...........	2	gram.
	Sirop simple..............	10	—
	Eau.......................	50	—

POTION CORDIALE.

Pr.	Sirop simple..............	20	gram.
	Vin rouge.................	60	—
	Eau de menthe.............	30	—

POTION GOMMEUSE.

Pr.	Sirop de gomme..........	20	gram.
	Eau	100	—
	Eau de fleur d'oranger....	2	—

POTION PURGATIVE.

Pr.	Manne en sorte..........	30	gram.
	Sulfate de soude.........	10	—
	Séné....................	10	—
	Anis vert	1	—
	Eau bouillante...........	150	—

Faites une infusion et passez.

POTION SIMPLE.

Pr.	Sirop simple.............	20	gram.
	Eau......................	100	—
	Eau de fleur d'oranger....	2	—

Poudres.

(Il ne pourra être prescrit à la fois plus d'une des doses ci-dessous.)

POUDRE ANTI-CHLOROTIQUE.

Pr.	Limaille de fer...........	5	gram.
	Cannelle pulvérisée........	2	—

Mêlez.

POUDRE ANTI-GASTRALGIQUE LAXATIVE.

Pr. Rhubarbe pulvérisée....... 4 gram.
Magnésie calcinée......... 2 —
Mêlez.

POUDRE CALCAIRE ANTI-GASTRALGIQUE.

Pr. Craie préparée............ 5 gram.
Phosphate de chaux précipité 5 —
Mêlez.

POUDRE CALCAIRE OPIACÉE.

Pr. Craie préparée............ 5 gram.
Phosphate de chaux précipité 5 —
Laudanum de Rousseau..... 1 —
Mêlez.

POUDRE DE CAMPHRE ET D'AMIDON.

Pr. Camphre pulvérisé........ 3 gram.
Amidon................... 15 —
Mêlez.

POUDRE ÉPILATOIRE.

Pr. Chaux vive pulvérisée..... 60 gram.
Charbon pulvérisé......... 4 —
Mêlez.

POUDRE HÉMOSTATIQUE.

Pr. Alun pulvérisé.............. 5 gram.
Ratanhia pulvérisé......... 5 —

POUDRE PURGATIVE.

Pr. Calomel à la vapeur..... 30 centig.
Jalap pulvérisé.......... 2 » gram.

Mêlez et divisez en trois doses.

POUDRE DE SOUS-NITRATE DE BISMUTH
(EN CAS INDISPENSABLE SEULEMENT.)

Pr. Sous-nitrate de bismuth..... 5 gram.

Divisez en 10 doses.

Ajoutez, en cas de besoin, laudanum de Rousseau 10 gouttes.

POUDRE VERMIFUGE.

Pr. Semen-contra pulvérisé.. 4 » gram.
Calomel à la vapeur..... 15 centig.

Mêlez.

Sirops.

SIROP D'IPÉCACUANHA.

Pr. Ipécacuanha pulvérisé.. 50 centig.
Sirop simple........... 30 » gram.

Mêlez.

SIROP VERMIFUGE.

Pr.	Mousse de Corse........	160	gram.
	Acore....................	30	—
	Angélique (racine).......	30	—
	Séné.....................	30	—
	Sucre....................	1000	—

Traitez par décoction et infusion et faites un sirop avec la quantité de sucre indiquée.

Solutions.

(Il ne pourra être prescrit à la fois plus d'une des doses ci-dessous.)

SOLUTION ARSÉNICALE

(SOLUTION DE BOUDIN.)

Pr.	Acide arsénieux......	10	centig.
	Eau distillée.........	100 »	gram.

Dissolvez.

Une cuillerée à café contient environ 0,005 d'acide arsénieux.

SOLUTION D'ARSÉNIATE DE SOUDE.

Pr.		
	Arséniate de soude....	10 centig.
	Eau distillée.........	100 » gram.

Dissolvez.

Une cuillerée à café contient environ 0g,005 d'arséniate de soude

SOLUTION DE VAN SWIÉTEN.

Pr.		
	Bi-chlorure de mercure.	50 centig.
	Alcool...............	10 » gram.
	Eau distillée..........	490 » —

Dissolvez.

Tisanes.

(Il ne pourra être prescrit plus de quatre litres de tisane à la fois.)

« Les tisanes qui ne renferment pas de réglisse pourront être, quand cela sera jugé nécessaire, sucrées avec 30 grammes de sirop de sucre par litre. »

TISANE ALBUMINEUSE.

Pr.		
	Blancs d'œuf...............	nº 2.
	Eau froide.................	1 litre.

Battez et ajoutez :

Eau de fleur d'oranger...... 10 gram.
Sirop de sucre.............. 30 —

TISANE D'ALTHÉA.

Pr. Racine d'althéa........... 10 gram.
— de réglisse........ 5 —

Pour un litre.

TISANE AMÈRE.

Pr. Racine de gentiane........ 5 gram.
Centaurée................ 5 —

Pour un litre.

TISANE DÉPURATIVE.

Pr. Feuilles de saponaire..... 10 gram.
Douce-amère............. 10 —
Racine de réglisse........ 5 —

Pour un litre.

TISANE DE GAYAC.

Pr. Râpure de gayac.......... 30 gram.
Racine de réglisse......... 5 —

Pour un litre.

TISANE DE GOMME.

Pr. Gomme arabique......... 8 gram.

Pour un litre.

TISANE DE GRAINE DE LIN.

Pr. Graine de lin............. 15 gram.
Racine de réglisse........ 5 —

Pour un litre.

TISANE DE HOUBLON.

Pr. Houblon................. 10 gram.

Pour un litre.

TISANE IODÉE.

Pr. Iode................ 15 centig.
Iodure de potassium. 60 —
Eau................. 1000 » gram.

Dissolvez.

TISANE DE MOUSSE PERLÉE.

Pr. Mousse perlée............ 5 gram.

Pour un litre.

TISANE DE NOYER.

Pr. Feuilles de noyer......... 10 gram.

Pour un litre.

TISANE PURGATIVE.

Pr. Séné.......................... 15 gram.

Pour un litre.

TISANE PECTORALE.

Pr. Fleurs pectorales......... 8 gram.

Pour un litre.

TISANE SIMPLE.

Pr. Chiendent................ 8 gram.
Racine de réglisse........ 5 —
Orge commune........... 5 —

Pour un litre.

TISANE SIMPLE NITRÉE.

Pr. Tisane simple............. 1 litre.
Nitrate de potasse........ 1 gram.

TISANE SULFURIQUE.

Pr. Eau de Rabel............ 4 gram.
Sirop de sucre............ 30 —

Mêlez.

Pour un litre.

TISANE TARTRIQUE.

Pr. Acide tartrique........ 1.50 centig.
Sirop de sucre........ 30 » gram.

Mêlez.

Pour un litre.

DÉCOCTION BLANCHE.

Pr. Phosphate de chaux précipité..................... 10 gram.
Gomme arabique......... 10 —
Sucre.................. 20 —
Eau.................... 500 —

Suspendez.

VIN DE QUASSIA.

Pr. Quassia amara.......... 30 gram.
Vin rouge.............. 1 litre.

Faites macérer et filtrez.

NOMENCLATURE

ET TABLE ALPHABÉTIQUE

des

Médicaments simples et composés

Que possèdent les dispensaires du Bureau de Bienfaisance de Nantes.

	PAG.	MAXIMUM.
Alcoolat de cochléaria (gargarisme)	33	N° 2
Aloès (pilules)	39	N° 20
Alun		125gr
— pulvérisé		125
— calciné		30
Amadou		5
Amidon entier (bain)	29	500
— pulvérisé		125
Ammoniaque liquide		30
Antimoine diaphorétique		10
Arnica (teinture)		60
Arséniate de soude (solution)	61	100
Assa fœtida pulvérisé		5
— — (teinture)		15
Atropine (sulfate) (collyre)	33	N° 1
Azotate d'argent cristallisé ou fondu		2gr
— — (collyre)	32	N° 1
— — (pommade)	53	—
— de Bismuth (sous-) (en cas indispensable seulement		5gr
— de mercure (acide)		10
— de potasse		10

B

	PAG.	MAXIMUM.
Bain alcalin	29	N° 1
— amidonné	29	—
— mercuriel	30	—
— salé	30	—
— savonneux	30	—
— sulfureux	30	—
(Il pourra être prescrit des demi-bains.)		
Baume de copahu (opiat)	38	—
— tranquille		30gr
Belladone (feuilles)		30
— (racine) (pilules)	42	N° 20
— (extrait) (pilules)	42	—
— — (pommade)	49	N° 1
— (teinture)		10gr
Bi-carbonate de soude pulvérisé		30

	PAG.	MAXIMUM.
Bi-chlorure de mercure (bain)	30	15gr
Borate de soude pulvérisé		30
Boules de Mars		N° 1
Bourrache (feuilles)		30gr
Bourgeons de sapin		30
Brômure de potassium		30

C

	PAG.	MAXIMUM.
Cachou pulvérisé		10
Calomel		5
Camomille (fleurs)		15
Camphre entier		10
Canne de Provence		30
Cannelle (pilules)	45	N° 60
— (poudre)	57	N° 1
Cantharides (teinture)		10gr
Carbonate de fer (sous-)		15
— de soude (bain)	29	500
Castoreum (teinture)		5
Caustique de Vienne		5
— de Canquoin		30
Centaurée		15
Cérat de Galien		30
— laudanisé	30	15
— de Saturne	31	15
Charbon végétal pulvérisé		30
Chiendent (tisane)	64	4 litres
Chlorate de potasse		15gr
Chlorhydrate d'ammoniaque pulvérisé		30
— de morphine		0,10
Chloroforme		60gr
Chlorure de chaux sec		250
— — liquide		500
— de fer (per-) liquide		30
— (bi-) de mercure (pilules)	40	N° 20
— — (solution)	61	500gr
— de sodium (bain)	30	2000
Ciguë (feuilles)		30
— (extrait) (pilules)	46	N° 20
— — (pommade)	51	N° 1

	PAG.	MAXIMUM.
Cinabre pulvérisé		
Colchique (teinture)		5 gr
Collutoire astringent	31	N° 1
— détersif	31	—
Collyre à l'acétate de plomb	32	—
— astringent	32	—
— au nitrate d'argent	32	—
— à la pierre divine	32	—
— sec	32	—
— au sulfate d'atropine	33	—
Colombo (pilules)	48	N° 20
Cynoglosse (pilules)		—

D

	PAG.	MAXIMUM.
Datura stramonium (feuilles)		30 gr
— — (extrait, pommade)	50	N° 1
Décoction blanche	65	500 gr
Dextrine		250
Diascordium		10
Digitale (feuilles)		10
— (teinture)		10
Douce amère		30

E

	PAG.	MAXIMUM.
Eau albumineuse	61	4 litres
— blanche	37	500 gr
— de chaux		125
— distillée simple		500
— — de laurier cerise		60
— — de menthe		60
— gazeuse		1 syph.
— de goudron		1000 gr
— iodée	63	4 litres
— phéniquée	37	500 gr
— de rabel		10
— sédative		250
Eau-de-vie allemande		60
— camphrée		250
Emétique		5
Emplâtre de ciguë		

	PAG.	MAXIMUM
Emplâtre de poix de Bourgogne...............		
— de thapsia..................		
— de vigo.....................		
Essence de térébenthine.........................		60 gr
Ether rectifié..................................		10
Extrait de belladone...........................		5
— — (pommade)................	49	N° 1
— de ciguë..........................		10 gr
— de datura stramonium.............		5
— de gentiane		10
— de houblon........................		10
— de jusquiame.		5
— de noyer (feuilles)...		10
— d'opium............................		1
— de ratanhia.......................		5
— de valériane......................		10

F

	PAG.	MAXIMUM
Farine de lin......................................		
— de moutarde........................		500
Fer porphyrisé..................................		250
Fleurs pectorales..............................		5
Fougère mâle.....................................		30
		30

G

	PAG.	MAXIMUM
Gargarisme anti-scorbutique...................	33	N° 2
— astringent.......................	33	—
— au chlorate de potasse	34	—
— détersif..........................	34	—
Gayac (râpure)..................................		30 gr
Glace..		
Glycérine		60
Gomme arabique.................................		30
Goudron (pommade)	51	N° 1
Graine de lin.....................................		60 gr
Grenadier (écorce de racine)		125
Guimauve (feuilles)		30
— (racine)............................		30

	PAG.	MAXIMUM.
H		
Houblon		30 gr
Huile camphrée		60
— de cade (pommade)	52	N° 1
— de croton tiglium		2 gr
— de foie de morue		250
— d'olives		60
— de pétrole		60
— de ricin		60
I		
Iode		4
— (teinture)		30
Iodure de fer (sirop)		125
— de mercure (proto) (pilules)	48	N° 20
— — — (pommade)	54	N° 1
— — (deuto) (pilules)	42	N° 20
— — — (pommade)	51	N° 1
— de plomb (pommade)	53	—
— de potassium		30 gr
Ipécacuanha pulvérisé		5
— (sirop)	59	60
J		
Jalap pulvérisé		4
Jusquiame (feuilles)		30
— (extrait)		5
K		
Kermès minéral		4
— (pilules)	46	N° 20
L		
Laudanum de Rousseau		5 gr
— de Sydenham		10
Lavement d'assa-fœtida	34	N° 1
— astringent	35	—
— de belladone	35	—

	PAG.	MAXIMUM.
Lavement camphré	35	N° 1
— fébrifuge	35	—
— purgatif	36	—
— de valériane	36	—
Lichen d'Islande		30 gr
Limonade sulfurique	64	4 litres
— tartrique	65	—
Liniment calmant	36	N° 1
— oléo-calcaire	36	—
— térébenthiné	37	—
— volatil camphré	37	—
Liqueur de Van-Swieten	61	500 gr
M		
Magnésie calcinée		10
Manne en sorte		125
Menthe poivrée		30
Miel de mercuriale		60
Mousse de Corse		30
— perlée (fucus crispus)		30
Moutarde (farine)		250
N		
Nitrates (voyez azotates)		
Noix vomique pulvérisée (pilules)	47	N° 20
Noyer (feuilles)		30 gr
— (extrait) (pilules)	39	N° 60
O		
Onguent épispastique		15 gr
— de la mère		15
— mercuriel double		30
— styrax		15
Opiat anti-blennorrhagique	38	N° 1
— fébrifuge	38	—
Opium (extrait)		5 gr
Orge commune		125

	PAG.	MAXIMUM.
Oxyde blanc d'antimoine		10 gr
— rouge de mercure (pommade)	54	N° 1
— de zinc		10 gr
Oxymel scillitique		30

P

	PAG.	MAXIMUM.
Papier nitré		2 feuill^s
Pâte de Canquoin		
Pavots (capsules)		N° 3
Perchlorure de fer liquide		
Pilules d'acétate de plomb	39	N° 20
— d'aloès	39	—
— anti-dyssentériques	39	—
— anti-scrofuleuses	39	N° 60
— anti-spasmodiques	40	N° 20
— anti-syphilitiques	40	—
— d'arséniate de fer	40	—
— astringentes	41	—
— — opiacées	41	—
— balsamiques astringentes	41	—
— de belladone	42	—
— de Blaud		N° 60
— de calomel composées	42	N° 20
— de camphre opiacées	42	—
— contro-stimulantes	43	—
— contro-stimulantes opiacées	43	—
— de cynoglosse		—
— de deuto-iodure de mercure	43	—
— diurétiques	43	—
— écossaises d'Anderson		—
— emménagogues	44	—
— — purgatives	44	—
— expectorantes	44	—
— — et calmantes	44	—
— fébrifuges	45	—
— — opiacées	45	—
— de fer et d'aloès	45	N° 60
— fondantes	46	N° 20
— d'huile de croton	46	N° 10

	PAG.	MAXIMUM.
Pommade de sulfure de chaux	55	N° 1
— de turbith nitreux	55	—
Potasse caustique		10 gr
Potion anti-émétique	56	N° 2
— cordiale	56	—
— gommeuse	57	—
— purgative	57	—
— simple	57	—
Poudre anti-chlorotique	57	N° 1
— anti-gastralgique laxative	58	—
— anti-gastralgique calcaire	58	—
— — — opiacée	58	—
— de camphre et d'amidon	58	—
— de Dower		5 gr
— épilatoire	58	N° 1
— hémostatique	59	—
— purgative	59	—
— de sous-nitrate de bismuth (en cas indispensable seulement)	59	—
— — de bismuth opiacée	59	—
— vermifuge	59	—
— de Vienne (caustique)		5 gr
Précipité blanc (pommade)	54	N° 1
— rouge (pommade)	54	—

Q

Quassia amara		30 gr
Quinquina jaune pulvérisé		30
Quinine (sulfate) (pilule)	45	N° 20

R

Ratanhia (poudre)		10 gr
— (extrait)		5
Réglisse (racine)		30
Rhubarbe pulvérisée		4
Riz		30
Rue (essence) (pilules)	44	N° 20

S	PAG.	MAXIMUM.
Sabine pulvérisée		5gr
— — (pilules)	44	N° 20
Saponaire (feuilles)		30gr
Sauge		30
Savon noir (bain)	30	N° 1
Scille pulvérisée (pilules)	43	N° 20
— (teinture)		5gr
Seigle ergoté pulvérisé		5
Semen contra entier		15
— — pulvérisé		15
Séné (feuilles)		30
Simarouba		30
Sirop anti-scorbutique		125
— de chicorée composé		60
— diacode		60
— de gentiane		125
— de gomme (potion seulement)		
— d'ipécacuanha (du formulaire)	59	60
— d'iodure de fer		125
— de strychnine		60
— de sucre		125
— vermifuge		60
Solution arsénicale de Boudin	61	100
— d'arséniate de soude	61	100
— de Van-Swieten	61	500
Soufre sublimé		30
— — et lavé		30
Sparadrap		
Suie préparée (pommade)	55	N° 1
Sulfate de cuivre		5gr
— de fer		10
— de quinine		5
— de soude		60
— de strychnine (sirop)		
— de zinc		60
Sulfure de chaux (pommade)	55	N° 1
— de potasse sec (bain et demi-bain)	30	—
Sureau (fleurs)		30
Strychnine (pilules)	48	N° 20
— (sirop)		60gr

T

	PAG.	MAXIMUM.
Tan concassé		125gr
Tannin		10
Tartrate de potasse et de fer		15
Tartre stibié		5
Teinture d'aconit		10
— d'arnica		60
— de belladone		10
— de cantharides		10
— de castoreum		5
— de digitale		15
— d'iode		30
Térébenthine de Venise (pilules)	41	N° 20
Tilleul		30gr
Tisane albumineuse		4 litres
— d'althœa		—
— amère		—
— dépurative		—
— de gayac		—
— de gomme		—
— de graine de lin		—
— de houblon		—
— iodée		—
— de mousse perlée		—
— de noyer		—
— purgative		—
— pectorale		—
— simple		—
— — nitrée		—
— sulfurique		—
— tartrique		—

V

	PAG.	MAXIMUM.
Valériane (racine)		30gr
— (extrait)		10
— (teinture)		10
Vésicatoire		

	PAG.	MAXIMUM.
Vin aromatique		125 gr
— diurétique		250
— de gentiane		250
— de quassia	65	250
— de quinquina (en cas indispensable seulement)		250

Nantes, le 14 janvier 1869.

G. BERTIN, *secrétaire*.

A. ANDOUARD, *secrétaire*.

J.-B. BOUCHER DE LA VILLE-JOSSY,
D.-M. P., *président*.

BREVET, T. BARJOLLE, E. MERCIER.

Vu et approuvé :

Nantes, le 22 janvier 1869.

Pour le Préfet :

Le Secrétaire général,
B^on DE GIRARDOT.

Imp. de Mme ve C. Mellinet, place du Pilori, 5.

www.ingramcontent.com/pod-product-compliance
Ingram Content Group UK Ltd.
Pitfield, Milton Keynes, MK11 3LW, UK
UKHW020208200726
13856UKWH00003B/1249